TRAITEMENT
DES
PARALYSIES
PAR LES
BOUES THERMO-MINÉRALES SULFUREUSES
DE SAINT-AMAND
(NORD)

PAR D. CHARPENTIER

Docteur médecin, membre titulaire de la Société de médecine de Paris,
Correspondant de l'Académie impériale de médecine,
de celle des Sciences médicales et naturelles de Bruxelles
et d'autres Sociétés savantes nationales
et étrangères;
ancien Médecin-Inspecteur des thermes de Saint-Amand.

> Je considère les paralysies, la sciatique, le rhumatisme comme les maladies qui, avec celles des articulations, se guérissent le plus souvent aux eaux de Saint-Amand.
>
> MORAND, *Journal des Savants* (juin 1748).

PARIS
CHEZ JULES MASSON, LIBRAIRE
26, RUE DE L'ANCIENNE-COMÉDIE

1866

TRAITEMENT
DES PARALYSIES

PAR LES

BOUES THERMO-MINÉRALES SULFUREUSES

DE

SAINT-AMAND (NORD)

PARIS. — IMPRIMÉ CHEZ BONAVENTURE ET DUCESSOIS
55, QUAI DES GRANDS-AUGUSTINS.

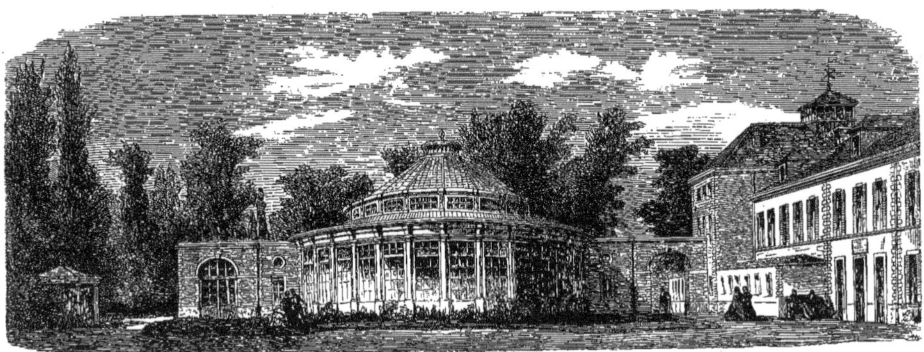

ÉTABLISSEMENT THERMAL DES BOUES DE SAINT-AMAND (Nord).—Vue extérieure.

TRAITEMENT

DES

PARALYSIES

PAR LES

BOUES THERMO-MINÉRALES SULFUREUSES

DE SAINT-AMAND

(NORD)

PAR D. CHARPENTIER

Docteur médecin, membre titulaire de la Société de médecine de Paris,
Correspondant de l'Académie impériale de médecine.
de celle des Sciences médicales et naturelles de Bruxelles
et d'autres Sociétés savantes nationales
et étrangères ;
ancien Médecin-Inspecteur des thermes de Saint-Amand.

Je considère les paralysies, la sciatique, le rhumatisme comme les maladies qui, avec celles des articulations, se guérissent le plus souvent aux eaux de Saint-Amand.

MORAND, *Journal des Savants* (juin 1748)

PARIS

CHEZ JULES MASSON, LIBRAIRE

26, RUE DE L'ANCIENNE-COMÉDIE

1866

TRAITEMENT

DES PARALYSIES

PAR LES

BOUES THERMO-MINÉRALES SULFUREUSES

DE

SAINT-AMAND (NORD)

Avant de rapporter les observations, sujet principal de ce travail, qui constatent les heureux effets des boues minérales de Saint-Amand dans les paralysies, nous croyons devoir faire connaître la nature de cet agent thérapeutique, et son mode d'action sur l'économie malade dont on se fait généralement une idée assez inexacte.

Jusqu'au milieu du XVIe siècle, les eaux sulfureuses firent seules tous les frais du traitement des maladies dans ces thermes; elles y étaient en usage depuis des temps bien reculés, car les Romains y avaient formé un vaste établissement sanitaire dont les ruines furent retrouvées en 1743 avec une foule de médailles et d'autres objets qui indiquaient le long séjour qu'ils avaient fait dans le pays.

Indépendamment des eaux sulfureuses, il existe dans cet établissement un bassin de boues de même nature, mais beaucoup plus saturées que les eaux de principes minéralisateurs, dont l'usage remonte à la fin du XVIe siècle, et qui sont aujourd'hui le principal moyen de traitement de ces thermes. Elles s'y trouvent dans une vaste rotonde vitrée et sont formées de trois couches de terre superposées : l'une supérieure de tourbe argileuse ; la seconde d'argile, et la troisième composée de fins silex, de carbonate de chaux, d'oxyde de fer et d'alumine. C'est au travers de cette dernière, d'une épaisseur de deux mètres et demi, que sourdent une infinité de petites sources d'eau sulfureuse, qui délayent les deux couches supérieures et les mettent à l'état de boues.

Ces boues sont noires et répandent une forte odeur sulfureuse ; il s'en échappe constamment des bulles de gaz hydrosulfurique qui vont s'ouvrir à la surface : de là l'odeur hépatique répandue dans toute la rotonde qui les renferme.

Quand ces boues sont quelque temps en repos, on voit, sur la légère couche d'eau qui les recouvre, des conferves qui se présentent sous des aspects différents ; ici, ce sont des suffusions d'un blanc mat, de formes et de grandeurs diverses ; là, elles ressemblent à une dissolution de savon, et c'est dans cet état que quelques auteurs l'ont appelée *lait de soufre*.

Les eaux sulfureuses s'échappent constamment des boues, au fur et à mesure qu'elles y arrivent, par de petits aqueducs en bois, dans le fond desquels se voient des conferves en tout semblables à celles qu'on observe dans les bassins des fontaines ; tandis que, sur leurs parois latérales, on remarque de fins cristaux de sulfure de fer d'une saveur chaude, styptique et piquante.

D'après Pallas (*Recueil des mémoires de médecine, de*

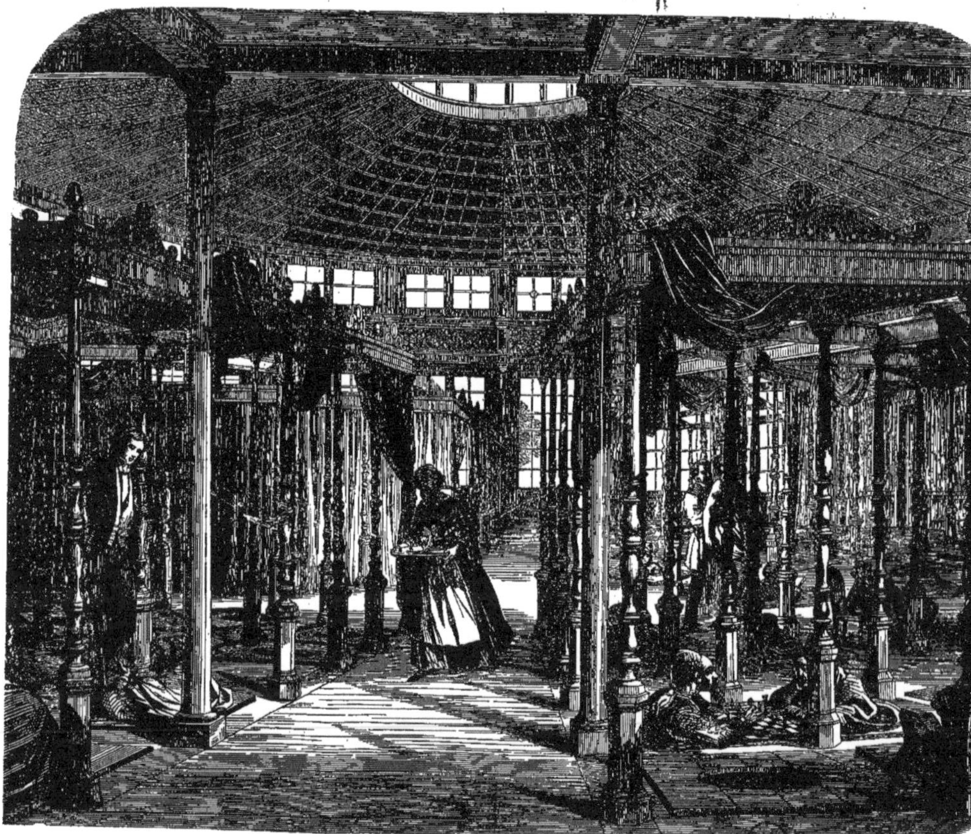

VUE INTÉRIEURE DE LA ROTONDE DANS LAQUELLE SE PRENNENT LES BAINS DE BOUES.

chirurgie et de pharmacie militaires, vol. IV), l'analyse des boues, faite dans l'établissement même, a démontré qu'elles contiennent pour 100 grammes :

Gaz acide carbonique.	0,010
Acide hydrosulfurique.	0,003
Eau.	55,000
Matière extractive.	1,220
— végéto-animale.	6,880
Carbonate de chaux.	1,569
— de magnésie.	0,568
Fer.	1,450
Soufre.	0,200
Silice.	30,400
Perte pendant l'opération.	2,700
Total.	100,000

Sans attacher plus d'importance qu'il ne faut aux analyses des eaux minérales; tout en pensant, avec Chaptal, que ceux qui s'occupent de leur examen n'analysent que leur cadavre, qu'on ne peut en tirer aucune déduction indiquant d'une manière certaine les maladies auxquelles elles sont convenables, d'autant plus qu'on voit des eaux qui ne fournissent aux chimistes aucune substance qui les différencient de l'eau commune, opérer chaque jour des guérisons extraordinaires, nous ne pouvons cependant nous empêcher de faire remarquer combien les boues de Saint-Amand sont riches en agents thérapeutiques, puisqu'un seul kilogramme contient 14 grammes de fer, 2 de soufre et 81 de matière végéto-animale et extractive.

Les bains de boue se prennent tous les jours, de cinq à sept heures du matin. La plupart des malades s'en abstiennent, avec raison, un jour dans la semaine, souvent le dimanche. La durée des premiers bains ne doit pas dépasser une ou deux heures ; mais, après quelques jours, elle peut être progressivement augmentée jusqu'à quatre et cinq heures; pendant ce temps, les malades lisent, écrivent, jouent à différents jeux ; beaucoup de dames s'occupent de travaux d'aiguille, et tous y font un premier déjeuner ; ces bains n'ont donc rien de bien désagréable pour eux.

C'est à la longue durée des bains que doivent être, en grande partie, rapportés les bons résultats qu'ils produisent. En admettant que leur degré de sulfuration ne soit pas plus élevé que celui des eaux sulfureuses les plus suivies, on conçoit que les effets en doivent être plus marqués, puisque le corps y est soumis beaucoup plus longtemps ; car tandis qu'on ne peut rester plus d'une heure ou une heure et demie dans un bain d'eau simple ou minéralisée, sans qu'on y éprouve une gêne, une anxiété qui obligent d'en sortir, on reste facilement dans la boue pendant quatre et cinq heures consécutives à cause de la densité qu'elle présente.

Les bains de boues se prennent dans des cases boisées et environnées de rideaux que l'on ouvre une fois que le malade y est placé. Quelque temps avant l'ouverture de la saison, la boue de chaque case est enlevée et remplacée par des terres prises dans une prairie tenant à la rotonde, toute pénétrée de sources sulfureuses contenant les mêmes principes, quoiqu'en moins grande quantité que celles du bassin de boue ; mais elles en sont bientôt saturées par les sources qui continuellement sourdent du fond des cases. Les malades conservent la leur pendant toute la durée du traitement ; après, la boue en est encore changée par d'autre tenue en réserve, et comme les sources y arrivent sans cesse, et sans cesse s'en échappent pour s'écouler au dehors, par de petits aqueducs qui communiquent à chaque case, elles entraînent toutes les parties solubles étrangères aux boues.

Dans la plupart des cas, la douche précède le bain de boue; on la reçoit en colonne, si la partie malade n'est pas douloureuse, et qu'il soit convenable d'exciter sa sensibilité, ou en arrosoir si elle est souffrante. Aussitôt qu'elle a rougi, tuméfié la peau, que sa faculté absorbante a été ainsi accrue, le malade entre dans la boue.

Comment s'opèrent les effets thérapeutiques des boues? Leur action est évidemment très-complexe, de même que celle de toutes les autres eaux minérales. Leurs principes minéralisateurs sont évidemment absorbés avec l'eau qui les tient en dissolution, ce qui est facilité par la longue durée du bain, et ce que prouve l'odeur hépatique des urines et des sueurs de beaucoup de malades, même de ceux qui ne font point usage des eaux sulfureuses en boisson; mais comment agissent-ils une fois absorbés? On ne peut qu'émettre des hypothèses à ce sujet. Toutefois, il nous paraît très-probable qu'ils surexcitent tous les organes, tous les tissus organiques, ce que semblent indiquer l'accélération de la circulation, l'augmentation des fonctions des intestins, du foie, des reins, de la peau, etc., et, de cette excitation toute physiologique, résulte la révulsion de l'inflammation qui constitue le plus grand nombre de nos maladies; car on ne peut croire que ces eaux agissent par une action spéciale, élective, sur les parties affectées, comme cela a lieu par certains médicaments; ainsi, nous croyons que les principes minéralisateurs des boues, transportés dans la circulation, révulsent, par l'excitation qu'ils produisent dans les parties saines, l'inflammation de l'organe malade, et, par suite, dissipent les altérations des tissus qui sont la conséquence de cet état morbide, à moins qu'elle n'ait déjà produit leur désorganisation.

Mais, indépendamment de cette révulsion interne, il en est une autre produite par les boues qui est des plus manifestes : c'est celle qu'elles exercent sur la peau et qui se fait observer par la rougeur, le prurit de cette membrane, et surtout par les éruptions qu'elles y développent souvent ; révulsion légère, si on ne la considère que sur un seul point de cette enveloppe, mais très-énergique quand on pense qu'elle se produit dans presque toute son étendue.

C'est donc à la révulsion *intus et extra*, produite par les principes minéralisateurs des eaux et des boues, que nous rapportons la résolution de l'inflammation qui constitue le plus grand nombre des maladies pour lesquelles on a recours à la médication thermale ; dès lors, on peut juger qu'elle peut s'appliquer à un grand nombre d'affections différentes par leurs siéges, leurs symptômes, leur marche, parce que la cause qui les a déterminées est la même, et que si la physionomie ne l'est pas, cela tient à ce que chaque organe a des fonctions spéciales, et, par suite, une manière particulière de manifester sa souffrance.

Le célèbre Morand, de l'Académie des sciences, écrivait en 1748, au *Journal de Savants*, que les paralysies, la goutte, le rhumatisme, les maladies des articulations, sont les affections qui se guérissent le plus souvent par l'usage des boues de Saint-Amand ; il aurait pu ajouter les inflammations chroniques de la vessie, de la matrice et de ses annexes, ainsi que les dermatoses, comme l'attestent les ouvrages de MM. Constantin James, Roubeau, Durand-Fardel, Pétrequin et Sucquet, sur les eaux minérales.

Salubrité remarquable des Thermes de Saint-Amand.

Le succès d'un traitement est d'autant plus assuré, qu'il est aidé par des moyens qui impriment aux organes, et surtout à l'estomac, vers lequel les autres réfléchissent leurs souffrances, une excitation qui en aide les fonctions. Au nombre des plus favorables à la santé, il faut compter les déplacements, les voyages, et surtout la pureté de l'atmosphère des lieux où l'on séjourne. Ces circonstances seules peuvent bouleverser des habitudes d'incommodité et suspendre parfois la marche d'une maladie, la guérir même, si elle n'a rien de trop sérieux. Ce n'est pas seulement le médecin qui en connaît les avantages hygiéniques, mais encore les personnes étrangères à la médecine qui, aujourd'hui plus que jamais, fuient dans la belle saison les grands centres de population où se trouvent réunies tant de causes d'insalubrité.

Dans les premières années où nous avons été attaché aux Thermes de Saint-Amand, nous avons été frappé de l'amélioration qui survenait dans la santé générale des malades, alors même que leur affection résistait au traitement; à plus forte raison, l'observions-nous chez les personnes, toujours en assez grand nombre, qui les accompagnaient, ou qui seulement venaient dans l'établissement pour jouir de la campagne. Chez les uns comme chez les autres, le bien-être se traduisait par une augmentation de l'appétit et des digestions faciles. Dans chaque saison, il venait des enfants dans un état maladif, mais sans lésion d'organes bien déterminée, qui, sous la seule influence de l'atmosphère des Thermes, repartaient en bonne santé. Cet état de choses n'a point changé depuis. Il m'importait de savoir si ce que j'observais était particulier à l'établissement et ne s'étendait pas au delà. Je pris des renseignements à ce sujet ; voici ce que j'appris :

Les Thermes font partie d'un hameau appelé la *Croisette*, qui contient actuellement 542 habitants, ayant généralement l'aspect d'une santé vigoureuse. Le plus ancien médecin du pays, qui y exerce depuis plus de quarante ans, n'a jamais vu dans cette petite localité de maladie régnante. Pendant l'épidémie de choléra de 1831, une seule personne succomba, et une autre pendant l'épidémie, non moins funeste, de 1849; tandis qne la maladie sévissait cruellement dans toutes les communes des environs. La fièvre typhoïde, si commune ailleurs, ne s'est jamais montrée à la Croisette, d'après ce praticien, qu'à l'état sporadique ; les cas en sont rares et peu graves ordinairement. Nous y connaissons deux individus atteints de phthisie tuberculeuse depuis sept à huit ans. Depuis deux ans, leur maladie est enrayée et paraît marcher vers une heureuse terminaison. Ils n'ont jamais fait usage, pour tout traitement, que de l'huile de foie de morue.

On compte dans la Croisette un grand nombre de vieillards. Dans ce moment, il y existe 88 personnes de soixante ans et au-dessus de cet âge ; ce qui est beaucoup pour une aussi faible population, d'après les tables de mortalité de Déparcieux. A quoi tiennent les causes de salubrité des Thermes de Saint-Amand ? C'est, à n'en pas douter, à la forêt qui l'enveloppe de toutes parts au nord, à l'est et à l'ouest, ainsi qu'à la puissante végétation des terres arables qui les touchent au midi, A l'appui de cette opinion, nous rapportons les conclusions suivantes d'un mémoire présenté à l'Académie des sciences, le 10 septembre 1862, par M. Kotmann, sur l'ozone qui s'exhale des plantes :

1° Les plantes dégagent, du sein de leurs feuilles et de leurs parties vertes, de l'oxygène ozonisé ;

2° Les feuilles des plantes dégagent pendant le jour de l'oxygène ozonisé en quantité pondérable plus grande que celui qui existe dans l'air ambiant ;

3° Les plantes de la campagne dégagent plus d'ozone que celles des villes pendant le jour ; cela devait être, puisque la vie végétative y est plus active, et que les premières réduisent plus d'acide carbonique ;

4° De cette dernière observation, on peut inférer que l'air de la campagne, des habitations entourées de vastes jardins, de luzernières, de tréflières, de forêts, est plus vivifiant que l'air des villes ;

5° Dans les chambres d'habitation, l'oxygène n'existe généralement pas à l'état ozonisé. D'après ces observations, qui ne font d'ailleurs que confirmer une opinion de tous les temps, on peut dire que la vie est d'autant plus assurée, toutes choses égales d'ailleurs, qu'on la passe au milieu de plantes abondantes et d'une active végétation. Dès lors, on peut apprécier combien le séjour des Thermes de Saint-Amand est favorable à la santé.

Ce bel établissement se trouve dans un pays plat qui peut ne pas satisfaire l'œil de l'artiste, mais qui assurément convient beaucoup à des malades comme les nôtres, dont la plupart ont la marche difficile et ne pourraient guère étendre leurs promenades sur un sol accidenté. Au reste, c'est une erreur de croire que les pays montagneux sont plus favorables à la santé que ceux dont le sol est plat. Des quinze départements de la France où la vie moyenne est la plus prolongée [1], il n'en est que deux qui sont montagneux, les Hautes-Pyrénées et la Haute-Garonne, encore n'occupent-ils que les derniers rangs, le quatorzième et le quinzième, et le règne végétal y tient-il une grande étendue de terrain. Les treize autres sont des pays de plaines ou du moins n'offrant que des coteaux.

Considérations générales sur le traitement des Paralysies.

Les paralysies ont été depuis une vingtaine d'années le sujet de travaux importants et d'observations nombreuses éparses dans les journaux de médecine ; on y voit combien l'étiologie de ces affections laisse encore à désirer, combien leur diagnostic est parfois incertain, à cause de la difficulté de leur assigner un siége dans les parties de l'axe cérébro-spinal qui, dans l'état physiologique, préside aux fonctions des organes et tissus organiques frappés dans leur contractilité ou leur sensibilité tactile.

[1] Ce sont l'Orne, le Calvados, l'Eure-et-Loir, la Sarthe, l'Eure, le Lot-et-Garonne, les Deux-Sèvres, l'Indre-et-Loire, les Basses-Pyrénées, le Maine-et-Loire, les Ardennes, le Gers, l'Aube, les Hautes-Pyrénées et la Haute-Garonne.

Ces écrits ont établi avec non moins de certitude combien il est difficile de pouvoir toujours assurer, du vivant des individus, si la diminution, la perversion ou l'abolition de ces fonctions dépendent ou non d'une lésion matérielle de la pulpe nerveuse; en un mot, si la maladie est sympathique ou essentielle, et, sous ces rapports, ils ont rendu un grand service à la science en montrant combien le médecin doit être circonspect, quand il s'agit d'indiquer les causes, le siége et la nature de ces maladies ; mais ils n'ont rien ajouté à ce qu'on savait déjà sur les moyens de les combattre.

En effet, le traitement des paralysies est aujourd'hui tel qu'il était depuis longtemps ; on a, il est vrai, remis en usage l'électricité, tentée dans le milieu du siècle dernier, bientôt abandonnée pour être reprise avec enthousiasme, après un oubli de cinquante ans, puis délaissée encore pendant un pareil laps de temps, pour être réemployée dans ces dernières années, sans qu'il soit certain que ce moyen se maintienne cette fois dans la thérapeutique de ces maladies, malgré les améliorations qui ont été apportées dans son application.

Jusqu'à présent, la médication sulfureuse reste la plus employée dans ces affections, parce que c'est elle qui compte le plus de succès ; or, c'est à ce titre que les boues des Thermes de Saint-Amand se recommandent ; aussi, quoiqu'elles soient plus particulièrement recherchées pour les engorgements des tissus blancs, les rhumatismes, les maladies des articulations, suite de goutte ou de violences extérieures, voit-on chaque année un bon nombre de paralytiques dans ce bel établissement.

Les faits que nous allons rapporter démontrent la puissante action de cet agent thérapeutique; ils ont toute l'authenticité que l'on peut désirer. Si les convenances ne nous ont pas toujours permis de donner le nom des malades, nous avons cité ceux des médecins qui leur avaient donné des soins.

PREMIÈRE OBSERVATION.

Engourdissement dans les extrémités inférieures; faiblesse dans ces parties; crampes, anesthésie, anaphrodisie; paraplégie qui devient complète.— Traitement : électricité; cautères sur le bas du rachis; iodure de potassium, etc.—Nulle amélioration.—Trente bains de boue : disparition de tous les principaux symptômes.

M. ***, négociant, âgé de 36 ans, de bonne constitution, quoique maigre, d'un tempérament nerveux, éprouve, un an après son mariage, sans cause appréciable, de l'engourdissement dans les extrémités inférieures, et des crampes assez fréquentes dans ces parties qui s'affaiblissent. Son médecin ne se méprit pas sur le caractère de ces symptômes, et fit appeler en consultation M. le docteur Caseneuve, directeur de l'École de médecine de Lille. Divers moyens de traitement furent mis en usage, entre autres l'électricité, des cautères au bas du rachis, l'iodure de potassium, mais le tout inutilement. La paralysie fit de rapides progrès, les urines coulèrent involontairement et les selles devinrent de plus en plus rares.

D'après les conseils du docteur Cazeneuve, M. *** alla

prendre des bains de boue de Saint-Amand, où il arriva le 7 juillet 1864, présentant l'état suivant : maigreur assez prononcée, teint animé, impossibilité de se tenir debout et encore moins de marcher ; les pieds placés sur le sol, il ne peut leur faire faire le plus léger mouvement ; la sensibilité tactile est fortement émoussée dans les extrémités pelviennes; il y éprouve des fourmillements et assez souvent des crampes, des élancements douloureux ; il y a de la constipation et une complète incontinence d'urines. Un examen attentif du rachis n'y fit rien découvrir d'anormal. Rien de particulier du côté de la tête, de la poitrine, des organes digestifs ; l'appétit est assez prononcé.

Après une douzaine de bains de boue, le malade peut remuer un peu les pieds, les glisser sur le parquet. Dès ce moment, l'amélioration fait de rapides progrès ; après le vingtième bain, M. *** se lève de son fauteuil et fait quelques pas, aidé d'une canne et d'un bras ; après le trente-deuxième, il quitte l'établissement, marchant assez facilement avec le bras de son domestique ; les fourmillements, les crampes, l'anesthésie avaient complétement disparu ; mais la constipation et l'incontinence d'urines existaient encore.

Rentré chez lui, l'amélioration continua. J'allai le voir dans le mois de décembre suivant : il marchait librement partout, aidé seulement d'une canne ; les urines n'étaient rendues qu'avec la volonté de les rendre, seulement la vessie était un peu paresseuse.

C'était un cas bien grave que celui de ce malade, et cependant, en considérant sa jeunesse, sa bonne organisation, mais surtout le peu d'ancienneté de son affection qui ne datait que de dix-huit mois, je n'hésitai pas à lui faire espérer un bon résultat du traitement dont je connaissais l'efficacité dans ce cas.

Quant à la cause de cette paralysie, je n'ai jamais pu m'en rendre compte, le malade m'ayant toujours dit qu'il n'avait jamais abusé du plaisir du mariage, comme on l'avait cru.

DEUXIÈME OBSERVATION.

Paraplégie qui n'a d'autre cause éloignée appréciable qu'une excessive fatigue. Fourmillements; élancements douloureux; crampes dans les extrémités abdominales; anesthésie incomplète; paralysie de la vessie et du rectum.—Traitement: iodure de potassium à haute dose; bains hydro-électriques; saison à Carlsbad.—Nulle amélioration.—Bains de boue de Saint-Amand; disparition complète de la paralysie de la vessie et du rectum; mais persévérance de la paraplégie.

Lord Paulett, contre-amiral anglais, âgé de 57 ans, d'un tempérament sanguin, d'une forte constitution, avait toujours eu une vie dont la régularité n'avait été troublée que passagèrement. Il fit, en 1859, la campagne de Crimée, qui le fatigua excessivement. A la fin de cette guerre, sans autres causes appréciables que les peines physiques qu'elle lui avait occasionnées, il s'aperçut qu'il se tenait moins ferme sur son bâtiment; il lui semblait, dit-il, marcher sur du velours. En même temps que cette paresthésie se prononçait, il éprouvait des fourmillements dans toute l'étendue des extrémités abdominales. Ces premiers symptômes de l'affection qui allait prendre un caractère fâcheux ne l'inquiétèrent pas d'abord; mais, bientôt il survint, dans les jambes et les cuisses, des élancements douloureux, des crampes qui éveillèrent l'attention de son médecin; il cessa alors le service pour rentrer dans sa famille, qui habite Londres.

La maladie n'en continua pas moins ses progrès : la marche devint vacillante, et le malade dut prendre une canne pour la faciliter. Les crampes, les élancements furent plus intenses, surtout pendant la nuit, et la sensibilité tactile s'émoussa de plus en plus. On lui fit commencer l'usage de l'*iodure de potassium*, qui fut porté graduellement à une très-forte dose. Ce médicament ne produisant aucun effet avantageux, on eut recours aux bains hydro-électriques du docteur Caplin, qui n'eurent d'autres résultats que de faire souffrir énormément le malade. Cependant la maladie ne se ralentissait pas : la marche était de plus en plus difficile; les contractions musculaires, si douloureuses, s'étendaient parfois à une grande partie du corps; il survint de la constipation et de la difficulté d'uriner, qui obligeait de recourir souvent à la sonde. C'est surtout pendant l'hiver de 1860-61 que la maladie s'aggrava; c'est aussi à cette époque que les fonctions de l'estomac, qui jusqu'alors s'étaient faites régulièrement, se troublèrent, probablement par suite de l'iodure de potassium qui était pris à très-haute dose.

Dans l'été de 1861, lord Paulett alla prendre les eaux de Carlsbad, dont il fit usage pendant cinq semaines sans en retirer aucun avantage; c'est même pendant qu'il était dans cette station thermale que cessa la difficulté d'uriner et que l'incontinence commença. Après ces essais infructueux de traitement, lord Paulett rentra à Londres et se borna à suivre un régime aussi substantiel que lui permettait l'état de son estomac.

Le 1er juin 1862, le malade entre aux Thermes de Saint-Amand, présentant l'état suivant : Amaigrissement considérable, bien que la figure soit restée assez rouge et animée ; marche à pas allongés, à l'aide de deux cannes, le corps fortement courbé en avant et les pieds tournés en dehors ; chutes fréquentes, diminution très-prononcée de la sensibilité tactile aux extrémités inférieures ; élancements très-douloureux dans ces parties, qui sont, surtout la nuit, le siége des crampes les plus pénibles ; sentiment de constriction dans les muscles des parois de l'abdomen, constipation opiniâtre, combattue par des purgatifs drastiques ; écoulement involontaire des urines ; très-mauvais état des organes digestifs. Rien de particulier le long du trajet du rachis, qui n'est douloureux dans aucun point. Malgré sa fâcheuse position, lord Paulett conserve une aménité de caractère qui étonne.

Le lendemain de son arrivée, le malade commence le traitement, qui consiste dans l'emploi de douches dirigées sur la partie dorso-lombaire de la colonne épinière, dans de l'eau snlfureuse en boisson, et dans les bains de boue où il reste pendant quatre heures et dont il augmente encore la durée les jours suivants.

Jusqu'au dix-huitième jour, lord Paulett n'éprouve aucun changement dans son état ; seulement il remarque que, pendant qu'il est dans la boue, il ne ressent ni les élancements ni les crampes qu'il éprouve si souvent dans le reste de la journée et surtout la nuit[1]. Le dix-neuvième jour, il a une selle, sans qu'elle soit provoquée par les pilules purgatives qu'il prenait tous les deux jours; le vingt-unième, les urines commencent à être retenues, puis le besoin de les rendre se fait sentir. A partir de ce jour, les symptômes de la paralysie de la vessie et du rectum disparaissent graduellement, et quand le malade sortit de l'établissement, les fonctions de ces organes étaient complétement rétablies; cependant, aucune amélioration n'était survenue dans les extrémités inférieures : seulement, il en souffrait moins.

A la fin de septembre, trois mois après son départ des Thermes, lord Paulett m'écrivait pour m'annoncer que le mieux qu'il avait éprouvé de son traitement se maintenait; les fonctions de la vessie et du gros intestin se faisaient très-régulièrement; il ne souffrait plus, il mangeait beaucoup et ses digestions étaient bonnes; aussi avait-il repris de l'embonpoint; mais la paralysie persistait; seulement il pouvait se lever seul d'une chaise sans l'assistance de ses mains, ce qu'il n'aurait su faire avant son traitement. D'après nos conseils, il alla passer l'hiver en Italie.

Ce fait nous paraît offrir un très-grand intérêt, parce qu'il démontre qu'un trouble fonctionnel, même très-profond, peut se dissiper, quoique la cause qui l'avait produit ait persévéré; car, dans le cas que nous venons de rapporter, il est certain que la paralysie de la vessie et du

[1] C'est un fait constant et bien remarquable que les douleurs produites par cette affection, de même que celles de nature rhumatismale, cessent dès qu'on est dans le bain de boue.

rectum tenait à l'affection de la moelle épinière. Ces anomalies ne sont pas rares en pathologie, et peuvent s'expliquer tantôt par le pouvoir reflexe de ce centre nerveux, tantôt par les relations anatomiques du grand sympathique avec lui et le cerveau, qui, par son intermédiaire, rétablissent des fonctions placées, dans l'état physiologique, hors de son influence.

L'amélioration si grande survenue dans la santé de lord Paulett ne doit être rapportée qu'à son traitement, puisqu'elle est survenue pendant qu'il le suivait, et que sa maladie n'avait cessé de faire des progrès jusqu'à cette époque.

TROISIÈME OBSERVATION.

Faiblesse dans les pieds survenue sans cause appréciable. Anesthésie profonde et très-étendue; marche difficile. Entrée à l'hôpital : aggravation de la maladie; douleurs le long du rachis, étendues aux parois de l'abdomen et des extrémités inférieures. Amélioration par l'effet de la chaleur atmosphérique, puis retour des accidents. Nouveau séjour à l'hôpital sans avantage.—Traitement : nombreux vésicatoires volants sur le rachis; électricité; iodure de potassium, point d'amélioration. Trente bains de boue, guérison.

Legrand, âgé de 42 ans, journalier à Cambrai, d'une constitution ordinaire, s'étant toujours assez bien porté, ressentit en 1853 de la faiblesse dans les deux pieds, et une notable diminution de sensibilité de ces parties. Ces symptômes survinrent sans cause appréciable d'après le malade. Il entra à l'hôpital civil où il fut traité par le docteur Hardy. La médication consista principalement dans l'emploi des vésicatoires volants sur la région lombaire; ils ne produisirent aucun effet avantageux, et le malade quitta, après quatre mois, l'hôpital, à peu près dans l'état où il était en y entrant. Cependant, avec les chaleurs de l'été, une amélioration survint et Legrand put reprendre son travail. La vessie et le rectum n'avaient jamais cessé de faire régulièrement leurs fonctions. Ce mieux se maintint jusqu'en 1858; mais, dans le printemps de cette année, la paralysie des extrémités inférieures reparut avec une anesthésie tellement profonde, qu'on pouvait enfoncer des aiguilles dans la peau sans y éveiller aucune douleur. Rentré à l'hôpital, on employa cette fois l'électricité, qui aggrava considérablement la maladie. L'insensibilité de la peau s'étendait des pieds jusqu'à la hauteur de l'appendice xiphoïde. Il quitta l'hôpital plus malade que lorsqn'il y était entré, resta chez lui pendant dix-huit mois sans faire aucun traitement, puis les principaux symptômes de la maladie s'affaiblirent, mais moins cependant que la première fois.

Cette affection resta dans un état stationnaire en 1860 et 61, mais s'augmenta considérablement dans l'hiver et le printemps suivant de cette même année. Le 15 juillet 1862, Legrand entra aux Thermes de Saint-Amand, présentant l'état suivant : complète insensibilité depuis les pieds jusqu'à l'appendice xiphoïde; impossibilité de se tenir debout; marche très-difficile, quoique aidée de deux béquilles; deuleurs le long du rachis, depuis la septième ou huitième vertèbre dorsale jusqu'au sacrum, rayonnant de là dans les parois de l'abdomen, ainsi que dans les extrémités inférieures; régularité des fonctions des intestins et de la vessie. Après vingt-cinq bains de boue, une grande amélioration survint, au point que, peu de temps après sa sortie de l'établissement, Legrand put reprendre sur le port de Cambrai son travail de tireur de bateau ; toutefois, des personnes qui s'intéressaient à lui lui procurèrent des occupations plus douces. En 1864, nous avons su qu'il était bien portant, et qu'il n'avait plus rien ressenti de sa maladie depuis le traitement qu'il avait fait à Saint-Amand.

Le fait suivant a beaucoup d'analogie avec celui-ci.

QUATRIÈME OBSERVATION.

Paralysie sans cause appréciable. Paraplégie incomplète; anesthésie; paralysie de la vessie et du rectum. Amélioration à plusieurs reprises de la maladie. Retour des accidents, mieux très-prononcé par les bains de boue.

P. Cousette, âgé de 37 ans, d'une très-forte constitution, d'un tempérament sanguin, maçon de son état, ayant toujours eu une bonne santé, commença à éprouver, sans cause appréciable, en 1854, un sentiment de froid dans la région lombaire; en même temps que des fourmillements, des secousses douloureuses se faisaient sentir dans les extrémités inférieures, qui s'affaiblissaient. Il dut quitter son travail et entrer à l'hôpital civil de Valenciennes, où le docteur Lefebvre lui fit appliquer un grand nombre de ventouses scarifiées le long du rachis, et lui prescrivit plus tard des pilules de strychnine. L'amélioration, suite de ce traitement, fut telle que Cousette put reprendre son travail qu'il ne quitta plus pendant quatre ans.

En 1859, les mêmes phénomènes morbides se représentèrent; de plus, il survint de la constipation et de la difficulté d'uriner. Le malade rentra alors à l'hôpital et fut placé dans le service de M. le docteur Manouvrier qui le soumit au même traitement qu'il avait déjà suivi, en y ajoutant seulement des pilules d'iodure de potassium. Après trois mois, il put reprendre de nouveau son travail, quoique l'amélioration fût loin d'être aussi prononcée que la première fois : il traînait les pieds, ne pouvait rester longtemps debout, et n'aurait su faire une marche un peu longue.

Pendant quatre ans encore, sa maladie resta à peu près stationnaire; mais, dans l'hiver de 1862 à 63, elle s'aggrava beaucoup, et Cousette fut obligé de rentrer pour une troisième fois à l'hôpital, où il fut soumis au même traitement qu'il avait déjà employé, mais il n'en retira pas le même résultat.

Le 31 juillet suivant, l'administration des hospices de Valenciennes fit admettre le malade aux Thermes de Saint-Amand. Voici sa situation le jour de son entrée dans cet établissement : rien de particulier le long du rachis, si ce n'est un peu de douleur dans sa partie lombaire; élancements fréquents et douloureux dans les extrémités abdominales; diminution très-marquée de la sensibilité tactile de ces parties; marche très-difficile, quoique aidée de deux cannes; les pieds traînent sur le sol; écoulement involontaire et presque continuel des urines, constipation. Bon état de l'estomac.

Après 25 jours de traitement, il existe une amélioration manifeste : Cousette ne lâche plus les urines qu'avec la volonté de les rendre ; il va chaque jour à la selle ; une seule canne suffit pour faciliter sa marche; il lève assez fortement les pieds au-dessus du sol et les porte en avant comme s'il les jetait avec roideur, ce qui n'empêche pas la locomotion d'être assez forte pour lui permettre de faire un kilomètre sans fatigue.

Pour bien apprécier les avantages que le malade a retirés des bains de boue, il faut se rappeler l'état où il était quand il est sorti pour la troisième fois de l'hôpital, alors qu'il n'avait éprouvé aucun effet favorable du traitement qu'il y avait suivi.

Dans ces *quatre premières* observations, nous n'avons pu saisir la cause de la paralysie ; il n'en est pas de même de toutes celles qui vont suivre, car elle y est très-appréciable.

CINQUIÈME OBSERVATION.

Symptômes d'ataxie locomotrice et de paralysie. suite d'excès de plaisirs énervants. Traitements des plus énergiques sans résultat favorable. Guérison complète après trois saisons passées aux Thermes de Saint-Amand.

M. ***, propriétaire à Paris, âgé de 44 ans, d'un tempérament éminemment sanguin, d'une constitution énergique, caractérisée par une grande force musculaire, s'adonnait depuis longtemps, avec une extrême ardeur, aux plaisirs vénériens. En 1852, il commença à éprouver de la céphalalgie chaque fois qu'il se livrait à sa passion pour les femmes. La douleur de tête, d'abord légère, et de courte durée, devint sensiblement plus forte et plus prolongée.

Au commencement de 1858, tandis qu'il continuait à se livrer avec excès à sa passion énervante, quoique l'aggravation de la céphalalgie, qui en était évidemment la suite, dût lui en faire sentir les conséquences, il s'aperçut que sa vue s'affaiblissait. Alarmé par cet événement, il mena une conduite plus régulière, ce que depuis longtemps lui conseillait M. le docteur Clairain-Deslaurier ; mais il était trop tard : la force du bras gauche diminuait, la marche devenait vacillante ; le malade ne pouvait plus en coordonner les mouvements ; des élancements douloureux se faisaient souvent sentir dans les extrémités inférieures, surtout à gauche, et la manifestation virile n'avait plus la même puissance ; cependant les fonctions des organes digestifs et de la vessie continuaient à se faire d'une manière régulière.

Son médecin l'ayant soumis à différents moyens de traitement qui, tout rationnels qu'ils étaient, ne produisaient aucune amélioration dans son état, M. *** alla consulter l'un des praticiens les plus suivis de Paris, qui lui conseilla plusieurs saignées dans un court espace de temps, et des vésicatoires volants le long du rachis. Ce traitement ne fut pas heureux : quatre saignées furent faites dans l'espace d'une vingtaine de jours ; elles eurent pour résultat de rendre la marche plus désordonnée, d'augmenter l'amyosthénie des extrémités supérieures, et de rendre plus sensible l'agénésie.

Voyant sa position s'aggraver toujours, M. *** recourut aux conseils d'un autre médecin, non moins distingué, qui, dans l'espace de trois mois, lui posa quarante-deux cautères profonds, faits avec la potasse caustique, le long de l'étendue du rachis. Cette médication n'eut pas plus d'effets que les précédentes; la marche devenait de plus en plus titubante, et les élancements douloureux dans les membres inférieurs plus vifs et plus fréquents.

Enfin, le malade s'adressa à un troisième médecin qui, comme les deux précédents, croyant que le siége de la maladie se trouvait dans la moelle épinière, lui appliqua de nombreuses pointes de feu sur les cicatrices, à peine fermées, des cautères placés sur le dos; mais toujours avec autant d'insuccès que les autres traitements; car le défaut de coordination des muscles des extrémités inférieures continuait à faire de tels progrès que le malade paraissait dans un état constant de profonde ivresse quand il marchait, ce qui donna lieu plusieurs fois aux scènes les plus plaisantes.

Le 14 juillet 1859, M. *** alla prendre les boues de Saint-Amand. Il était alors dans l'état que nous venons de décrire; la faiblesse du bras gauche était alors à l'état de semi-paralysie; le dos présentait une cicatrice épaisse, de 10 centimètres de largeur depuis le haut de la nuque jusqu'au sacrum; une pression très-forte faite avec les doigts, et l'application d'une éponge imbibée d'eau très-chaude, n'y développaient de douleur dans aucun point de son étendue.

Après vingt-sept bains de boue, M. *** quitta l'établissement sans autre amélioration apparente que celle d'avoir un peu récupéré ses forces, de pouvoir prolonger plus longtemps ses promenades; mais le mieux se prononça davantage après sa sortie. Rentré chez lui, il se borna à vivre d'une manière assez confortable, sans faire le moindre excès de table.

Le 14 juillet 1860, le malade retourna aux Thermes de Saint-Amand, et obtint cette fois une amélioration beaucoup plus prononcée que l'année précédente. Enfin, il s'y rendit encore en 1861 et 1862, et toujours avec un grand avantage. Nous l'avons vu à la fin de cette dernière année; sa santé était parfaitement rétablie; à un peu de roideur près, la marche était régulière; il pouvait faire 10 à 12 kilomètres sans fatigue. Mais ce qui le satisfaisait le plus était le réveil de sa puissance virile, si longtemps endormie.

Il est plus que probable qu'il y avait une lésion organique dans l'appareil cérébro-spinal chez le sujet de cette observation; mais où en était le siége? Était-ce dans la moelle épinière? Nous ne le pensons pas. D'après la cause déterminante de la maladie et le caractère de trouble fonctionnel des muscles des extrémités inférieures, nous croyons que c'est dans le cervelet ou ses dépendances que devait résider la lésion.

SIXIÈME OBSERVATION.

Symptômes d'ataxie locomotrice et de paralysie, suite d'excès de plaisirs vénériens ; affaiblissement des facultés intellectuelles ; anaphrodisie ; tremblement dans les membres, puis grande irrégularité dans la marche ; anesthésie ; longue durée de la maladie. Amélioration notable par les boues de Saint-Amand.

M. ***, âgé de vingt-six ans, maigre, pâle, d'une constitution dite nerveuse, termina à dix-neuf ans, d'une manière assez distinguée, ses études de collége. Ses parents cherchaient à le placer dans le commerce ou l'industrie ; mais ils s'aperçurent que sa santé s'altérait, que les facultés de l'entendement s'affaiblissaient, qu'il était triste, fuyait la société et le travail. Ils en parlèrent à leur médecin, M. Vanderhague, de Gand, qui devina tout de suite la cause du changement qui s'était opéré dans le physique et le moral de ce jeune homme. Il le prit à part et le força à avouer qu'il se livrait avec ardeur à la masturbation. Lui faisant alors sentir tout ce que cette malheureuse habitude pouvait avoir de fâcheux pour lui, surtout en lui apprenant que déjà on s'était aperçu que ses facultés intellectuelles n'étaient plus les mêmes, il s'effraya beaucoup ; aussi promit-il de faire tous ses efforts pour se corriger. Ceci se passait en janvier 1858.

Peu de temps après, il eut des relations avec une jeune fille, et, dès lors, il reprit sa gaieté et le goût du travail, ce qui dissipa les inquiétudes de ses parents.

Dans le mois de mars, il voyagea pour les affaires de sa maison et fit la connaissance d'un jeune débauché qui l'entraîna dans tous les vices; il fréquentait beaucoup plus les maisons de prostitution que les correspondants de son père.

Dans le mois d'avril suivant, il rentra chez lui avec une maladie syphilitique grave qui fut traitée par le docteur Vanderhague. C'est pendant son traitement qu'il lui survint du tremblement dans quelques doigts de la main droite, et bientôt il ne put plus écrire. En même temps, l'extrémité inférieure de ce côté devenait engourdie avec sensation de froid et de pesanteur. Cet état de choses ne tarda pas à se faire remarquer dans l'extrémité gauche, mais dans un degré beaucoup moins prononcé.

Quelque temps après, la marche devint vacillante; des élancements douloureux, des crampes se firent sentir dans la jambe et la cuisse droites, et parfois dans le bras du même côté.

Après différentes médications, entre autres l'emploi de l'électricité, le docteur Vanderhague m'écrivit qu'il avait conseillé à son malade, dont il me faisait connaître l'affection et ses causes, d'aller prendre les bains de boue de Saint-Amand : mais il ne s'y rendit pas, un autre médecin l'ayant engagé à faire usage de bains de mer.

Comme il s'était assez bien trouvé de ces bains, il y retourna en 1859; cette fois, il n'eut pas à s'en louer, sa maladie prit même plus de gravité pendant qu'il en faisait usage.

En 1860, M. ***, se rappelant le conseil que lui avait donné le docteur Vanderhague, alla aux Thermes de Saint-Amand, où il arriva vers la fin de juin, présentant l'état qui suit : teint mauvais; maigreur, moindre toutefois qu'elle avait été, tremblement très-prononcé de la main et de l'avant-bras droit; grande diminution dans la force et la sensibilité tactile de cette partie; marche difficile, titubante, quoique aidée d'une canne tenue de la main gauche; chutes fréquentes; impossibilité de se tenir debout et au repos; anesthésie incomplète dans l'extrémité inférieure droite, moins prononcée à gauche; élancements douloureux et fréquents, surtout pendant les nuits, qui sont très-pénibles, étant souvent passées dans l'insomnie; sentiment de gêne mal défini à l'occiput, roideur des muscles du cou, anaphrodisie depuis bientôt trois ans; rien de particulier du côté du rectum et de la vessie, dont les fonctions se font bien, rien non plus d'anormal du côté des yeux.

Après un mois de traitement, le malade peut écrire, tenir une canne dans la main droite et faciliter, à l'aide de ce soutien, sa marche qui est beaucoup plus facile et moins irrégulière; aussi peut-il se promener pendant un quart d'heure sans fatigue; plus de chutes, plus de douleurs; état général infiniment meilleur.

Dans le mois d'avril 1861, M. *** m'écrivit pour m'informer qu'il se disposait à venir faire une seconde saison aux Thermes de Saint-Amand; mais, dans le mois de mai, il succomba à une fièvre typhoïde qui régnait épidémiquement dans sa localité.

Les quatre observations suivantes portent sur des affections déterminées par l'impression subite du froid.

SEPTIÈME OBSERVATION.

Paralysie, suite de refroidissement. Douleurs très-aiguës à l'épaule gauche, s'étendant bientôt à tout le tronc. Après quelques jours, engourdissement avec sensation de froid dans les extrémités inférieures; diminution de la sensibilité tactile dans ces parties, puis anesthésie complète, tandis que la sensibilité est tellement exaltée au dos que la moindre pression y excite les plus vives douleurs; contraction permanente de tous les muscles des parois de l'abdomen et des extrémités pelviennes; difficulté d'uriner; constipation. Après vingt-neuf bains de boue, amélioration qui se continue jusqu'à parfaite guérison.

M. Baisier, propriétaire à Valenciennes, âgé de 51 ans, d'une bonne constitution, quoique maigre, jouissait d'une bonne santé depuis longtemps, lorsque le 27 mai 1857, il fut brusquement atteint d'une vive douleur dans l'épaule gauche, après être subitement passé d'un milieu chaud dans un milieu froid et humide. Bientôt cette douleur s'étendit à tout le tronc, surtout en arrière, et, deux jours après, il éprouva de l'engourdissement dans les extrémités inférieures, avec sensation de froid; la sensibilité tactile de ces parties diminuait beaucoup, tandis qu'elle augmentait considérablement au dos.

Dans les premiers jours de juin, les symptômes s'étaient tellement accrus que l'anesthésie était complète: on enfonçait des épingles assez avant dans la peau, sans provoquer la moindre souffrance; la surface cutanée, au-dessous des dernières vertèbres, était au contraire si sensible, que la moindre pression y excitait une très-vive douleur; cependant rien d'anormal ne s'y offrait à la vue.

En même temps que ces phénomènes morbides se déclaraient, il survenait de la rigidité dans les muscles des parois du bas-ventre et des extrémités abdominales; puis graduellement un spasme tonique des plus pénibles; la contraction était telle, que la jambe, à demi fléchie sur la cuisse, ne pouvait être étendue par plusieurs personnes, quelque effort qu'elles fissent.

Le malade ne pouvait se lever; il était constamment assis dans un fauteuil, sans pouvoir y appuyer le dos, à cause de la douleur que la moindre pression y occasionnait. Les urines étaient rares, rendues avec difficulté; il y avait une constipation opiniâtre.

Les fonctions des sens et de l'entendement n'offraient rien de particulier; la respiration, la circulation se faisaient régulièrement; il n'y avait pas de fièvre.

Les saignées, les vésicatoires, les douches, les frictions de toute nature, des purgatifs drastiques furent employés sans le moindre succès.

Un mois environ après le début de la maladie, plusieurs phlegmons se développèrent sur le dos, ils s'ouvrirent naturellement. On entretint le plus longtemps possible la suppuration, dans la pensée qu'elle favoriserait la guérison, mais il n'en fut pas ainsi.

M. Baisier était dans ce fâcheux état depuis deux mois, lorsque M. le docteur Lefebvre l'engagea à aller prendre les bains de boues de Saint-Amand, dont il pouvait d'autant mieux apprécier les effets en pareils cas, qu'il avait été médecin-inspecteur de cet établissement pendant plusieurs années. Le malade y fut transporté le 8 juillet, présentant exactement l'état indiqué plus haut. et commença immédiatement son traitement, qui consista dans l'emploi des bains de boue d'une durée de cinq à six heures, et de l'eau sulfureuse en boisson, dont il prenait douze à quinze verres par jour.

Pendant un mois, la sitnation du malade resta la même, mais après le vingt-neuvième bain de boue, il put faire mouvoir le gros orteil du pied droit. Quelques jours après, les mouvements s'étendirent à tous les orteils, puis successivement à la jambe, à la cuisse, enfin aux parois de l'abdomen.

En même temps que la lésion de la motilité se dissipait, la sensibilité de ces parties qui avait éprouvé une si profonde atteinte revenait, la constipation cessait et la vessie reprenait ses fonctions; cette amélioration se continua après la sortie du malade de l'établissement, jusqu'au parfait rétablissement de sa santé.

Ce fait nous paraît offrir un grand intérêt. Le plus souvent, les affections de la moelle épinière, qui ne se rattachent pas à quelque violence extérieure, se développent sous l'influence de causes qui nous échappent; ici, la la cause de la maladie est évidente : c'est bien une inflammation rhumatismale qui l'a produite en se fixant sur les ligaments articulaires des vertèbres dorsales, et s'étendant de là aux méninges rachidiennes de cette partie; plus bas, elle intéressait les faisceaux nerveux de la moelle : c'est ce qui nous paraît démontré par les symptômes qui ont caractérisé cette maladie; en effet, la vive douleur qui existait dans tout le trajet des vertèbres dorsales indiquait une inflammation de l'arachnoïde spinale, sans lésion de la moelle, puisque les muscles inspirateurs faisaient régulièrement leurs fonctions, tandis que, dans la région lombaire la phlegmasie occupait les deux faisceaux, à en juger par la lésion de la motilité et de la sensibilité de toutes les parties auxquelles se rendent les nerfs de cette région de la moelle épinière.

On ne peut élever aucun doute sur les effets du traitement suivi aux Thermes de Saint-Amand. Depuis trois mois, tous les autres moyens de traitement avaient complétement échoué; c'est pendant le séjour du malade dans cet établissement, c'est même pendant qu'il était dans la boue que les premiers mouvements volontaires des muscles sont revenus. Cette amélioration s'est continuée après sa sortie. Presque constamment il en est ainsi, on voit même assez souvent le mieux ne se déclarer qu'après la cessation du traitement; c'est ce qui se fait également remarquer dans beaucoup d'autres établissements thermaux.

HUITIÈME OBSERVATION[1].

Paralysie complète par refroidissement des extrémités abdominales. Trente jours de traitement, guérison.

Le nommé Félicien Gossart, de Verchin-Maugré, à deux lieues de Valenciennes, âgé de 25 ans, d'un tempérament lymphatico-sanguin, d'une constitution

[1] Observation communiquée par M. le docteur Marbotin, de Valenciennes.

assez bonne, n'avait pas encore été éprouvé par la maladie. A l'âge de 13 ans, c'était un enfant alerte et bien portant. Jouant un jour avec l'un de ses frères, il en reçut un coup entre les deux épaules, qui lui occasionna une douleur très-vive, et il dut, dès ce moment se courber, ne pouvant tenir une autre position.

Malgré toutes les applications calmantes extérieures, il resta toujours un fond de douleur qui l'obligeait à être soutenu sous les bras pour se transporter partout où il voulait aller.

Après quelque temps, on s'aperçut qu'un mal plus profond existait, et que les corps de quelques vertèbres dorsales étaient malades ; effectivement, une légère gibbosité s'ensuivit. Un traitement intérieur fut prescrit, ce qui n'empêcha pas la tumeur rachidienne de prendre de l'accroissement pendant trois mois, à mesure que l'affaissement des vertèbres s'effectuait; mais peu à peu la santé devint meilleure, le malade put marcher, se livrer à ses occupation de vannier, et dans cet état il traversa dix ans de la vie sans que sa santé s'altérât de nouveau.

Au mois de février 1857, il travaillait, assis sur des carreaux très-humides, par un temps froid, lorsqu'il ressentit de l'engourdissement dans les extrémités abdominales et de la difficulté à marcher. Un traitement bien dirigé par le docteur d'Haussy ne put rien changer à son nouvel état : la chaleur de l'été parut seulement rendre quelques mouvements à ses membres ; mais en février 1858, il fut atteint d'une pleuro-pneumonie, et sous cette influence fâcheuse, la paralysie se dessina complétement, malgré bien des traitements employés pour la combattre.

Le 28 juillet 1858, le malade fut envoyé aux Thermes de Saint-Amand, présentant pour principaux symptômes une paralysie complète, avec de fréquentes et douloureuses contractures des muscles des extrémités inférieures, une difficulté très-grande d'uriner et une opiniâtre constipation.

Chaque jour, on le douche, puis on le porte dans les boues, où il reste six heures consécutives : une bonne alimentation accompagne ce traitement.

Après six bains, un mieux sensible se déclare ; au vingtième, il se rendait seul à la boue, au vingt-cinquième, il y avait une amélioration complète, qui s'est traduite peu de temps après par une parfaite guérison.

On pourrait mettre en doute l'exactitude de ce fait, s'il n'était attesté par deux honorables confrères, et si un grand nombre de malades traités en même temps que Gossart n'en avaient été témoins. Je l'ai vu depuis ; il est en parfaite santé, sa marche est très-régulière, et il peut faire, malgré une gibbosité considérable, 20 à 25 kilomètres par jour sans être fatigué. Ce qui surprend surtout dans ce cas, c'est moins la guérison que la promptitude avec laquelle elle s'est opérée. Au reste, les observations suivantes viendront, en quelque sorte, confirmer celle-ci. Les accidents produits par l'affection de la moelle épinière n'étaient pas, il est vrai, aussi graves que chez Gossart ; mais ils avaient résisté aux traitements les plus énergiques et les plus prolongés, pour ne céder qu'à celui des Thermes de Saint-Amand.

NEUVIÈME OBSERVATION.

Refroidissement. Semi-paralysie des extrémités inférieures, de la vessie et du rectum. Guérison après vingt-deux jours de traitement.

M. Sauran, mégissier à Paris, âgé de 40 ans, maigre, d'un tempérament éminemment nerveux, était bien portant depuis longtemps, quoique son état l'obligeât à vivre dans une atmosphère humide et froide une grande partie de l'année, quand, dans le mois de mars 1858, il sentit sa jambe gauche s'affaiblir. et devenir le siége de légères douleurs; quelque temps après, il traînait le pied avec un grand sentiment de fatigue.

Dans le mois de juin suivant, l'affaiblissement musculaire s'étendit graduellement dans l'extrémité droite, en même temps que celle de la gauche faisait des progrès; la difficulté de la locomotion devint telle que le malade ne marchait plus qu'à l'aide d'une canne et d'un bras, situation d'autant plus pénible pour lui, qu'elle ne lui permettait presque plus de surveiller ses ouvriers.

Dans ce même mois de juin, la sensibilité de la vessie diminua ; ce n'était que lorsqu'elle était très-pleine que le besoin d'uriner se faisait sentir, et il n'était satisfait qu'après les plus grands efforts.

Depuis le commencement de la maladie jusqu'à cette époque, il y avait eu de la constipation ; mais alors les selles étaient devenues liquides, et assez souvent elles étaient rendues involontairement; il éprouvait de fortes et fréquentes douleurs sous forme de crampes, dans les extrémités abdominales; mais il n'y avait aucune lésion de la sensibilité. Il reçut d'abord les soins des docteurs Dumotet et Rousseau, fit usage des bains de vapeur et de baréges factices, et refusa de se faire appliquer sur la région lombaire des moxas que ce dernier confrère lui avait conseillés. M. Raspail, fils, qu'il consulta ensuite, lui fit prendre des bains avec le chlorate de soude et l'ammoniaque camphré, sans plus d'avantage. C'est alors que M. Sauran alla aux Thermes de Saint-Amand, d'après les conseils de M. le docteur Bouneau. A son entrée, le malade est à peu près dans l'état que nous avons décrit plus haut; l'appétit est bon et les digestions se font bien.

Les bains de boues, les donches, l'eau sulfureuse en boisson, forment son traitement.

Dès les premiers jours, M. Sauran marche mieux, et les contractions spasmodiques des muscles des extrémités inférieures disparaissent; le vingtième, il courait sans aucun appui. Le vingt-deuxième, il quitta précipitamment l'établissement, par suite d'une lettre qu'il reçut, lui annonçant une émeute parmi ses ouvriers. Il ne restait d'autres traces de sa maladie qu'un peu de roideur dans la marche; les fonctions de la vessie et du rectum étaient rétablies.

DIXIÈME OBSERVATION.

Semi-paralysie, suite de froid. Vingt-huit jours de traitement, guérison.

M. Bernard, âgé de vingt-neuf ans, négociant à Arras, d'une bonne constitution, voyageait presque constamment pour son commerce, quelque temps qu'il fît, dans une voiture ouverte. Dans l'automne de 1863, il ressentit de l'engourdissement dans les extrémités pelviennes, et parfois des crampes, en même temps que la force de ses jambes s'affaiblissait. La cause la plus évidente de cette affection était le froid auquel il était presque chaque jour exposé; aucune autre ne pouvait en rendre compte.

Le 17 juin, M. Bernard entra aux Thermes de Saint-Amand. Les symptômes les plus saillants étaient la difficulté dans la marche; il traînait un peu la jambe droite et fauchait; il y avait également diminution de la sensibilité de ces parties. A cela près, la santé était bonne. Après vingt-huit bains, le malade sortait de l'établissement dans l'état le plus satisfaisant, n'ayant plus besoin d'aucun soutien pour faire 2 ou 3 kilomètres à pied.

ONZIÈME OBSERVATION.

Paralysie suite de rhumatisme. Gêne dans les muscles de la partie supérieure du cou; fourmillements; contractures douloureuses dans les doigts des deux mains; lésion de la motilité dans les extrémités inférieures; douleurs et diminution de la sensibilité dans ces parties. Urines rendues avec effort; marche roide, gênée, en fauchant — Traitement : aucun moyen actif pendant deux ans; puis purgatifs drastiques et vésicatoires, ventouses, moxas sur le trajet du rachis, amélioration. Trente joues de traitement aux Thermes de Saint-Amand. Guérison.

Démotha, âgé de trente ans, préposé des douanes, d'une excellente constitution, se portait parfaitement depuis longtemps, lorsque, dans le mois de février de 1857, il commença à ressentir de la gêne, avec douleur, dans les muscles postérieurs du cou; presque en même temps, il éprouva des fourmillements dans les doigts des deux mains, puis des contractures douloureuses dans ces parties; tandis que les extrémités inférieures s'affaiblissaient, que la sensibilité de la peau y diminuait, et qu'elle devenait le siége de douleurs passagères, mais assez aiguës. Il fut traité pendant longtemps pour un rhumatisme, déterminé par un service de nuit qui l'exposait à toutes les intempéries de l'atmosphère. Un grand nombre de petits moyens furent mis en usage sans le moindre succès; la maladie ne cessa de s'accroître, quoique avec lenteur, pendant plus de deux années consécutives.

Le 30 mars 1860, Démotha entra à l'hôpital militaire de Valenciennes, où un traitement plus rationnel fut de suite employé par le docteur Varlet. Les purgatifs drastiques, puis les ventouses, les vésicatoires, les moxas, formèrent la base d'une médication qui dura quatre mois, après lesquels il survint une amélioration très-prononcée dans la plupart des symptômes; toutefois, ce n'était qu'une amélioration, ce qui décida le malade à aller aux Thermes de Saint-Amand, d'après le conseil que lui avait donné le médecin que nous venons de nommer.

Il arriva à cet établissement le 5 août, présentant les symptômes suivants : gêne très-marquée dans les muscles de la partie postérieure du cou; contractions douloureuses dans les doigts, mais moins fortes cependant qu'elles ne l'avaient été; mêmes phénomènes morbides dans les extrémités inférieures; marche roide, gênée, en fauchant; sensation de froid aux cuisses, aux jambes, mais surtout aux pieds; bon état des organes digestifs.

Après un mois de traitement par les bains de boue, les douches et l'eau sulfureuse en boisson, Démotha quitta l'établissement en état de reprendre son service.

DOUZIÈME OBSERVATION.

Semie-paraplégie suite de rhumatisme.

François Borin, âgé de quarante et un ans, d'une faible constitution, ouvrier cloutier à Raismes (Nord), était, depuis plusieurs années, atteint de douleurs rhumatismales vagues, quand, dans le mois de juin 1864, il ressentit de la faiblesse dans les extrémités inférieures, puis, bientôt après, de l'anesthésie dans ces parties. Après quelques mois, il ne put plus retenir ses urines, qui coulaient sans qu'il en eût la conscience. Du reste, pas d'engourdissement, pas de crampes, aucune espèce de douleurs dans les jambes, dans les cuisses, mais il existait une contraction des muscles des parois de l'abdomen, qui lui donnait la sensation d'une ceinture assez douloureuse. On se borna pendant assez longtemps à des frictions stimulantes sur la région lombaire, et à l'application de quelques vésicatoires volants, mais tout à fait sans succès. La marche était devenue de plus en plus pénible ; aussi était-elle de moins en moins prolongée, même à l'aide d'une béquille et d'une canne.

L'administration de sa commune le fit entrer aux Thermes de Saint-Amand le 2 août 1865, présentant tous les symptômes ci-dessus indiqués. Depuis longtemps il avait cessé tout travail. Après vingt-cinq bains de boue, la marche est plus facile, elle s'opère sans soutiens; les urines ne coulent qu'avec la volonté de les rendre; le malade se sent plus fort, bien qu'il soit resté dans son état de maigreur habituelle. Nous savons qu'il a repris son travail ordinaire.

Dans les cinq observations suivantes, la paralysie n'a été déterminée que par de vives chagrins; du moins les malades l'ont rapportée à cette cause.

TREIZIÈME OBSERVATION.

Paralysie du sentiment et du mouvement, suite d'affections morales; constrictions violentes de différentes parties du corps; marche difficile. — Traitement : séjour à Vichy, à Wisbad; électricité; hydrothérapie; cautères, sans effets. Bains de boue, guérison.

M. ***, âgé de 52 ans, Anglais, d'une constitution robuste, résidait depuis longtemps aux Grandes-Indes où il était à la tête d'un commerce considérable, quand, en 1862, il éprouva de grandes pertes d'argent. C'est aux chagrins qu'il en ressentit qu'il rapporte sa maladie. Quelque temps après ces pertes, il éprouva une gêne assez douloureuse dans le cou, puis après dans les épaules avec une constriction qui, d'abord supportable, devint graduellement de plus en plus pénible. Des épaules, cette sensation descendit dans les parois de la poitrine, dans les bras, puis gagna le bas-ventre, les cuisses et les jambes. « Il semblait, disait-il, qu'une cuirasse de fer me comprimait violemment toutes ces parties. » Les douleurs n'étaient pas continuelles, mais revenaient souvent et lui faisaient passer des nuits bien pénibles; l'appétit se perdait et l'amaigrissement faisait de grands progrès.

En même temps que cette sensation de constriction douloureuse se faisait sentir aux extrémités inférieures, la marche devenait difficile, et la sensibilité s'affaiblissait dans presque toute l'étendue de la peau. Il n'y avait ni crampes, ni fourmillements ; la vessie était un peu paresseuse; pas d'incontinence d'urines, pas de constipation.

Le pouls était très-irrégulier dans le nombre de ses pulsations ; mais ce symptôme disparut par l'usage de la strychnine qu'on lui fit prendre en Angleterre. En France, il reçut les conseils de MM. Cruveilhier, Trousseau et Guillon. L'électricité, l'hydrothérapie, des cautères au bas du rachis, n'eurent pas plus de résultats favorables que les eaux de Vichy et de Wisbad qu'il alla prendre en 1864.

D'après les conseils d'un des praticiens que nous venons de nommer, M. *** vint aux Thermes de Saint-Amand, où il arriva le 3 juillet 1865, présentant l'état suivant : constriction douloureuse des parois de la poitrine et du bas-ventre, mais le plus souvent des extrémités inférieures; vive sensibilité tout le long du rachis développée par la moindre pression ; marche très-pénible, ne pouvant s'effectuer qu'à l'aide d'une canne et d'un bras; nuits passées le plus souvent dans l'insomnie par l'effet des douleurs ; appétit nul, émaciation considérable. Les fonctions de la vessie se font assez bien, ainsi que celles des intestins; intégrité parfaite des fonctions intellectuelles, sensoriales et affectives.

Après huit ou dix bains de boues, les douleurs se calment, la marche est moins pénible et plus régulière ; l'appétit se fait sentir un peu et la figure commence à s'animer. A partir de ce moment, le mieux se prononce de plus en plus : la marche peut s'effectuer avec seulement l'aide d'une canne, et après le vingt-huitième bain de boue, le malade quitte l'établissement très-satisfait de son traitement. Cependant, après une quinzaine de jours, il y revient; prend encore dix bains, et retourne chez lui dans un état de santé tout à fait satisfaisant.

D'après les phénomènes morbides qu'a présentés le sujet de cette observation, on ne peut douter que les branches antérieures et postérieures des nerfs vertébraux, ainsi que la moelle, n'aient été intéressés; c'était au reste un état fort complexe, que l'anatomie pathologique expliquerait difficilement.

QUATORZIÈME OBSERVATION.

Paralysie par cause morale. Engourdissement subit dans les membres abdominaux, avec sensation de froid et diminution dans la sensibilité de ces parties; contraction douloureuse des muscles des extrémités inférieures; marche très-irrégulière, difficile. Moyens de traitements variés sans résultat favorable. Très-grande améloration par les boues.

M. Holters, âgé de 38 ans, négociant à Amsterdam, jouissait habituellement d'une bonne santé, qu'entretenait une vie régulière. Il n'avait jamais eu de maladie qui pût occasionner celle qui fait l'objet de cette observation.

En 1851, il éprouva des pertes considérables d'argent, qui furent pour lui une cause de longs et profonds chagrins; c'est à ces peines morales qu'il attribue sa maladie.

Le 5 mai 1856, après une nuit passée tranquillement, M. Holters sent, en se réveillant, de l'engourdissement dans les exrémités inférieures, avec sensation de froid et diminution dans la sensibilité de la peau de ces parties. Debout, il chancelle; sa marche est mal assurée. Quelques heures après, il éprouve des élancements douloureux le long des parties iuternes des cuisses et des jambcs; bientôt ces symptômes s'aggravent; aux élancements succèdent des contractions spasmodiques qui le font souffrir.

Un mois s'était à peine passé, que la marche était devenue très-difficile; la coordination des mouvements des membres pelviens n'était plus possible; dès que le pied ne touchait plus le sol, il était rejeté en dehors, sans que la volonté pût le ramener dans une direction convenable; une marche de quelques minutes avec le soutien d'une canne ou d'un bras fatiguait beaucoup le malade; quand il s'arêtait, il serait tombé s'il n'eût été souteuu.

Le traitement fut dirigé par MM. les docteurs Rives, médecin ordinaire de M. Holters, et Schinvoingt, professeur de l'École de médecine d'Amsterdam; il consista principalement dans l'application de vésicatoires au bas du rachis, dans les douches et les frictions médicamenteuses. Il ne produisit aucun effet avantageux.

En 1857 et 1858, le malade alla inutilement aux bains de mer, et en 1859, aux bains de Wiesbaden, qui n'eurent pas de meilleurs effets.

Dans le mois d'avril 1860, M. Holters quitta Amsterdam dans l'intention d'aller consulter à Paris pour sa santé. En passant à Bruxelles, le hasard le mit en relation avec le docteur Hubert, qui lui conseilla les boues de Saint-Amand, et il s'y rendit le 28 juin, présentant l'état suivant : marche pénible avec l'appui d'une canne; le pied, détaché du sol, se porte en dehors, puis est ramené en avant et forme, en tremblotant, un demi-cercle; il fauche; le corps ne se tient droit qu'avec effort, il se courbe à chaque instant; douleurs dans les muscles des parties internes des cuisses et des jambes, surtout pendant la nuit. Rien de particulier dans les organes splanchniques; la vessie et le rectum font régulièrement leurs fonctions. Le traitement consista dans les douches, les bains de boue et l'eau sulfureuse en boisson.

Dès le neuvième bain, un mieux sensible se déclare : la marche est moins irrégulière. Après le vingtième, l'amélioration est tellement prononcée qu'elle fixe l'attention de tous les malades. Quelques jours après, M. Holters quitte l'établissement dans un état très-satisfaisant, n'ayant plus de douleurs et n'offrant qu'un peu de roideur dans la marche.

Cette paralysie, de même que celle décrite dans l'observation précédente, ne paraît pas avoir eu d'autres causes que des affections morales tristes. Elle s'est développée assez longtemps après les malheurs éprouvés par M. Holters; mais le chagrin que lui avait occasionné la perte d'une grande partie de sa fortune s'est prolongé pendant plusieurs années.

QUINZIÈME OBSERVATION.

Paralysie par cause morale. Chagrins prolongés, toux nerveuse, incessante; photophobie, disparition de ce symptôme, après lequel il survient des douleurs très-aiguës vers l'estomac qui ne peut plus supporter les plus légères quantités d'aliments ou de boissons pendant une grande partie de la journée; cessation, le soir, de ce phénomène pathologique; paralysie des extrémités abdominales et thoraciques; anesthésie.—Vingt mois de durée de la maladie. Très-prompte guérison par l'emploi des boues de Saint-Amand.

Madame B***, de Lille, âgée de vingt-quatre ans, maigre, très-impressionnable, quoique se portant habituellement bien, fatiguée par un allaitement prolongé, éprouva, dans le mois de novembre 1860, de vifs chagrins causés par la mort d'une personne de sa famille. Le mois suivant, il lui survint une toux sèche, nerveuse, incessante, qui la força à se mettre au lit; en même temps, d'autres symptômes se déclarèrent : sans être enflammés, les yeux devinrent si sensibles qu'ils ne pouvaient supporter le moindre rayon lumineux. Cet état de choses dura huit à neuf jours, après lesquels il disparut: mais l'estomac s'irrita au point qu'il ne pouvait supporter les aliments et les boissons, quoique pris à la quantité la plus légère—une cuillerée à café. — Les douleurs étaient tellement aiguës qu'elles provoquaient des syncopes effrayantes; mais, chose bien remarquable! toute cette scène pathologique disparaissait le soir; l'appétit se prononçait, et madame B*** mangeait beaucoup et digérait alors parfaitement bien. Vers le 15 janvier, la malade s'aperçut que ses forces diminuaient dans les extrémités thoraciques et abdominales, et que la sensibilité y était moins marquée que dans l'état ordinaire. Avec le temps, ces symptômes firent des progrès, au point que la marche et le travail des mains devinrent presque impossibles. Il n'y avait rien d'anormal du côté de la vessie et des intestins. Madame B*** recevait les soins des docteurs Maurrisson et Pilat.

Il y avait vingt mois que cette singulière affection durait, quand, dans le mois de juillet 1862, la malade alla se soumettre au traitement des Thermes de Saint-Amand. A son arrivée, elle ne pouvait faire quelques pas sans l'assistance de deux personnes; le trouble fonctionnel de l'estomac persistait; ce n'était toujours que le soir qu'elle pouvait boire et manger; comme les aliments étaient pris alors en assez grande quantité et qu'elle les digérait bien, l'amaigrissement n'était pas considérable.

Après cinq ou six bains de boues, madame B*** sentit ses forces se réveiller un peu; la marche devint sensiblement plus facile, et à la fin du traitement, qui dura 25 jours, la maladie était presque complétement dissipée. J'ai vu cette dame six mois après, elle était dans une parfaite santé, qu'elle a conservée depuis.

Quelle singulière affection! Quelle explication donner de cette succesion d'épiphénomènes pathologiques, survenus vers les organes de la respiration, de la vue et de la digestion? Tout ce qu'on peut dire, c'est qu'ils étaient, de même que la paralysie, essentiellement nerveux; ils ne dépendaient certainement pas d'une lésion organique. Ce qui le prouve surtout, c'est qu'après avoir résisté pendant vingt mois aux moyens conseillés par des praticiens distingués, la maladie a cédé en quelques jours à l'emploi des boues, ce qui n'aurait certainement pas eu lieu, si elle avait eu pour cause une lésion matérielle du cerveau ou de ses annexes.

SEIZIÈME OBSERVATION.

Paralysie par cause morale. Vive contrariété, céphalalgie; contractions des muscles de la face; engourdissement et diminution de la sensibilité des membres pelviens et thoraciques, puis amyosthénie de ces parties qui se paralysent presque complétement. Après quatre mois de traitement infructueux, emploi des bains de boue; amélioration notable.

Madame D***, de Douai, âgée de 27 ans, maigre, très-excitable, éprouva, dans les premiers jours de mars 1862, une très-vive contrariété, après laquelle il survint de la céphalalgie. Le lendemain, spasmes toniques dans la joue gauche, qui entraînent fortement la bouche en dehors; quelques jours après, engourdissement, avec pesanteur dans les mains et diminution très-marquée dans leur force et leur sensibilité. Bientôt les mêmes phénomènes s'étendent aux membres abdominaux, qui deviennent le siége de contractions douloureuses et de craquements dans les articulations, pour peu qu'elles soient mises en mouvement. En même temps que ces symptômes se déclarent, il survient de la constipation, de la dysurie, et le sentiment d'une forte constriction dans les parois de l'abdomen. Madame D*** recevait les soins de M. le docteur Bagniéris fils.

Traitement : applications de vésicatoires volants le long

du rachis; bains sulfureux ; purgatifs. Son état ne s'étant pas amélioré, la malade, d'après les conseils de son médecin et de son parent, M. le docteur Lequien, alla aux Thermes de Saint-Amand, où elle entra le 28 juillet.

A son arrivée, la perte du sentiment et du mouvement dans les extrémités abdominales et thoraciques, mais surtout dans les premières, est presque complète : il faut porter la malade partout où elle veut aller; cependant les fontions des organes digestifs se font bien, et celles de la vessie et du rectum, pendant quelque temps troublées, sont rentrées dans leur état normal.

Pendant les quinze premiers jours de traitement, on n'observe aucun soulagement; mais depuis la faiblesse diminue. Madame D*** peut se tenir seule debout, et faire quelques pas avec l'assistance d'une personne; l'amélioration se prononce de plus en plus, et le 28 août, la malade quitte l'établissement dans un état relativement satisfaisant; elle pouvait marcher un peu avec l'aide d'un bras, la faiblesse des extrémités supérieures ne lui permettant pas de faciliter sa marche par une canne ou des béquilles; depuis, la maladie a toujours continué à décroître, mais très-lentement. Nous avons vu cette dame dans le mois de décembre suivant : elle marchait un peu seule, sans aucun soutien, sa santé était bonne; tout faisait espérer que la paralysie se dissiperait complétement.

Comme dans le cas précédent, le cerveau a été le point de départ de la maladie; la cause était de la même nature; mais, dans celui-ci, on ne pourrait assurer que les traces du mal ne soient pas restées plus profondes, qu'il n'y avait pas une lésion de tissus, dans un point quelconque de l'enphale : ce que l'on peut croire, en voyant la maladie disparaître avec tant de lenteur.

DIX-SEPTIÈME OBSERVATION.

Paralysie par cause traumatique. Marche difficile; incontinence d'urines.— Traitement sans succès par les cautères, l'hydrothérapie, l'électricité. Les eaux de Bourbonne, prises pendant six années consécutives, produisent chaque année un peu d'amélioration. Amélioration plus grande par les boues.

M. L***, propriétaire à Péronne, âgé de 66 ans, d'une forte constitution, ayant toujours mené une vie régulière, était en parfaite santé, lorsqu'en 1851, une pièce de bois très-pesante lui tomba sur le bas du rachis. Il fut obligé de garder le lit pendant six semaines, ne pouvant exécuter aucun mouvement des extrémités inférieures. On le transporta alors à Paris, où il reçut des soins de MM. les docteurs Lhéritier et Chomel. Sa marche était à cette époque excessivement difficile; il y avait des douleurs dans les jambes, dans les cuisses, et une grande sensation de froid dans les extrémités inférieures, surtout aux pieds, sans diminution cependant bien marquée de la sensibilité de ces parties. On lui fit appliquer huit cautères au bas du rachis, et il prit pendant longtemps des purgatifs drastiques sans le moindre avantage. En 1852, M. L*** fit à Bellevue un traitement par l'eau froide, sous la direction de M. le docteur Fleury, et quelque temps après, M. le docteur Duchesne l'électrisa pendant un mois; ces médications furent aussi inutiles que les précédentes. En juin 1852, le malade alla aux eaux de Bourbonne, qui produisirent d'assez bons effets; en les quittant, la marche était plus facile, mais les douleurs des extrémités pelviennes n'étaient pas diminuées. En 1853, 54, 55, 56, M. L*** retourna à Bourbonne, et chaque fois il en obtint les mêmes résultats, c'est-à-dire un peu d'amélioration dans sa marche. Il y alla encore en 1857, 58, 59, mais sans en retirer d'aussi bons effets. En 1857, la vessie fut influencée par la maladie; les urines commencèrent à couler involontairement, les douleurs des extrémités inférieures se faisaient toujours sentir.

Une nièce de M. L***, madame H***, d'Amiens, était allée aux Thermes de Saint-Amand, où l'avait conduite son médecin, M. Josse, pour une affection de la matrice et de ses annexes, qui l'avait tenue pendant quinze années consécutives sur le lit ou sur une chaise longue, dans l'impossibilité où elle était d'en sortir; le résultat de son traitement fut tel que madame H*** marchait sans l'aide d'aucun soutien quand elle quitta l'établissement. Cette guérison, l'une des plus belles qui se soient opérées aux Thermes de Saint-Amand, décida M. L*** à se soumettre au même traitement, qu'il commença le 29 juin 1860. Voici l'état qu'il présentait alors. Assis, il ne peut se lever sans être aidé; debout, il vacille et tomberait s'il n'était soutenu; avec une canne d'un côté et un bras de l'autre, il marche assez vite, d'une manière assez régulière, mais avec effort; aussi ne peut-il marcher que quelques minutes sans se reposer. Il éprouve toujours des douleurs dans les extrémités inférieures; les urines coulent le plus souvent involontairement; pas de constipation, parfois même de la diarrhée; rien de particulier du côté de la tête et de la poitrine. Il y a de l'appétit; les digestions se font bien, point d'amaigrissement; quand le malade est assis, il paraît jouir d'une bonne santé.

Après une quinzaine de jours de traitement par les boues et les douches, il survient un mieux très-prononcé : les douleurs des extrémités cessent, et l'incontinence d'urines diminue, c'est-à-dire que le malade commence à sentir le besoin de les rendre. Après un mois, les douleurs ont tout à fait ceesé; les urines ne coulent plus qu'avec la volonté de les expulser. Quant à la marche, elle est plus facile, et le malade déclare, sous ce rapport, se trouver dans l'état où il était chaque fois qu'il quittait les eaux de Bourbonne; de sorte qu'il avait obtenu des boues de Saint-Amand les bons effets produits pendant sept années consécutives par ces eaux, et, de plus, la cessation de ses douleurs et de l'incontinence d'urines, symptômes contre lesquels elles avaient été sans efficacité.

DIX-HUITIÈME OBSERVATION.

Paralysie, par cause traumatique, des extrémités pelviennes et thoraciques; contraction permanente des muscles fléchisseurs des doigts et des orteils.—Traitement : cautérisation transcurrente; diminution des principaux symptômes, puis état stationnaire. Emploi des bains de boue, grande amélioration.

M. Brunet, âgé de 28 ans, d'une bonne constitution, habituellement bien portant, chef de fabrique à Wallincourt, arrondissement de Cambrai, fut atteint d'une inflammation gastro-intestinale dans le mois de mai 1859 ; il se rétablit assez bien de cette maladie ; cependant il lui resta dans les extrémités inférieures une faiblesse qui n'existait pas auparavant.

Dans le mois d'août suivant, il tomba sur le dos en descendant dans une cave ; il eut des éblouissements, ne perdit pas connaissance et put se relever seul ; mais deux jours après, il y avait une paraplégie complète, et les membres thoraciques étaient également paralysés, à l'exception toutefois des muscles fléchisseurs des doigts ; aussi ces parties étaient-elles portées dans la paume des mains. Depuis les genoux jusqu'à la plante des pieds, il y avait presque constamment une sensation de chaleur brûlante qui tourmentait beaucoup le malade. Le cou était le siége d'une gêne douloureuse qui augmentait par la pression des apophyses épineuses. La respiration était libre ; la vessie faisait bien ses fonctions, mais il y avait de la constipation.

Il fut tout d'abord traité par les bains froids et les médicaments excitants qui empirèrent beaucoup sa maladie ; aux symptômes ci-dessus indiqués, se joignit un engorgement considérable des extrémités inférieures.

Un mois après sa chute, M. Brunet se confia aux soins de MM. les docteurs Hardy, de Cambrai, et Robert, de Ligny (Nord), qui, de suite, employèrent la cautérisation transcurrente à la hauteur des dernières vertèbres cervicales ; on entretint pendant trois mois la suppuration à laquelle cette opération donna lieu.

Ce traitement améliora l'état du malade, mais d'une

manière lente ; car ce ne fut que dans le mois de février suivant qu'il put quitter le lit et faire quelques pas dans la chambre, à l'aide de plusieurs personnes qui le soutenaient.

La lésion de la motilité était donc un peu diminuée dans les extrémités inférieures ; il en était de même dans les supérieures : seulement là, à la paralysie avait succédé un mouvement désordonné des muscles, qui se traduisait par un tremblement continuel.

Au mois de mars suivant, le malade put marcher avec deux béquilles; les muscles extenseurs de quelques doigts des pieds et des mains avaient repris leurs fonctions, tandis qu'aucune amélioration ne s'était opérée dans les autres.

Jusqu'au mois d'avril, tous ces symptômes s'amendèrent encore, puis l'état du malade était resté stationnaire. M. le docteur Hardy lui conseilla les boues de Saint-Amand, qu'il alla prendre le 29 juillet 1860.

A son entrée dans l'établissement, M. Brunet ne marchait qu'à l'aide de deux cannes, et sa marche avait quelque chose de particulier que nous n'avions pas encore observé dans ces sortes d'affections; il élevait le pied beaucoup au-dessus du sol, le portait ensuite en avant, en lui faisant faire un demi-cercle, comme le fait un cheval vigoureux allant au pas; sa marche mal assurée l'était surtout au déclin du jour; la station debout était difficile et ne pouvait durer que très-peu.

Le malade éprouvait toujours, à la partie postérieure du cou, la gêne dont nous avons parlé plus haut.

Les deux gros orteils, trois doigts de la main gauche et

deux de la droite étaient restés fléchis, sans qu'ils pussent être redressés par les efforts de la volonté ; les mains et les avant-bras tremblaient constamment ; aussi M. Brunet ne pouvait-il écrire. L'estomac était dans un très-bon état, et rien d'anormal ne se faisait remarquer du côté de la poitrine et du cerveau.

Dans ce cas encore, l'amélioration ne se fit pas longtemps attendre. Après une douzaine de jours de traitement, le malade put marcher avec une seule canne, et faire un kilomètre à pied sans être trop fatigué. Sa marche était devenue régulière, il ne soulevait plus le pied du sol comme nous l'avons dit; les douleurs des jambes étaient considérablement diminuées, de même que le tremblement des extrémités supérieures : il pouvait écrire.

Quand, le 31 août, M. Brunet quitta l'établissement, sa locomotion était facile, même sans aucun soutien, seulement il y avait un peu de roideur.

Dans ce cas, la lésion de la moelle épinière existait dans la portion vervicale, ce que démontre la paralysie des extrémités thoraciques ; et cependant aucun désordre fonctionnel ne s'est fait remarquer dans les muscles inspirateurs, tandis que ceux de la locomotion étaient également paralysés. Ce fait, qu'on ne peut guère anatomiquement expliquer, n'est pas rare : on le voit chez le sujet de la onzième observation.

DIX-NEUVIÈME OBSERVATION.

Affection de la moelle épinière succédant à une entérite.

Les causes des paralysies sont nombreuses et variées : elles sont parfois déterminées par l'inflammation des membranes muqueuses : celles dues à la cystite n'est pas rare. C'est une entérite qui l'a provoquée dans le cas suivant :

M. R***, négociant à Lille, âgé de quarante-quatre ans, maigre, d'un tempérament nerveux, fut atteint, en 1859, d'une entérite qui se continua en 1860 et 61. Elle paraissait s'affaiblir, quand il survint des symptômes d'une autre affection bien plus grave que celle qui s'amendait : les extrémités inférieures s'engourdirent souvent, et souvent aussi devinrent le siége de crampes et d'élancements douloureux, surtout la nuit ; la marche devint lourde et ne put plus être prolongée aussi longtemps ; en même temps, les urines commençaient à s'échapper involontairement. A ces symptômes se joignaient de fréquentes et violentes contractions des muscles des parois de l'abdomen.

Au nombre des moyens de traitement conseillés par M. le docteur Petit, il y eut deux cautères à la potasse caustique placés à la hauteur des dernières vertèbres dorsales, qui firent cesser assez promptement les contractures des parois de l'abdomen ; mais là se borna l'amélioration que le malade retira de son traitement, et il entra, le 2 juillet 1862, aux Thermes de Saint-Amand dans l'état suivant : face colorée; à l'aide d'un bras et d'une canne, M. R*** peut marcher assez longtemps; il lève les jambes beaucoup au-dessus du sol en les jetant un peu au dehors; l'engourdissement des extrémités pelviennes et les crampes persévèrent, mais sans être plus intenses; l'incontinence d'urines est complète.

Après vingt-huit bains de boue, l'amélioration est telle que le malade peut, à l'aide d'une seule canne, faire d'assez longues promenades. Sa marche n'est pas seulement plus ferme, elle est aussi plus régulière; mais les urines coulent toujours involontairement. En 1863 et 64, M. R*** est venu de nouveau se soumettre à l'usage des bains de boue, qui complétèrent sa guérison; seulement l'incontinence d'urines n'était pas tout à fait passée.

VINGTIÈME OBSERVATION.

Hémiplégie incomplète, suite de suppression de transpiration; anesthésie; paralysie du sphincter de l'anus, etc.—Traitement : électricité, ventouses, vésicatoires, cautères. Effets nuls. Trente bains de boue, très-grande amélioration.

M. ***, âgé de quarante et un ans, comptable dans une maison de commerce de Paris, d'une bonne constitution, habituellement bien portant, suait abondamment des pieds depuis très-longtemps, quand, sans causes appréciables, cette exhalation se supprima graduellement. Quelque temps après, dans le mois de novembre 1864,

M. *** sentit de l'engourdissement avec sentiment de pesanteur dans les extrémités pelviennes, et bientôt sa marche devint difficile et embarrassée. En même temps que ces symptômes apparaissaient, il survenait de la difficulté d'uriner qui obligeait le malade à recourir à la sonde; mais cet accident disparut, et la vessie ne cessa plus de remplir régulièrement ses fonctions. Il n'en fut pas de même du gros intestin : il survint de la constipation, et la défécation s'opéra sans que le malade en eût la conscience; l'anus avait donc perdu sa sensibilité. Après l'emploi de moyens insignifiants, M. *** entra à la Maison municipale de santé du faubourg Saint-Denis, où un traitement actif fut employé : on électrisa la région lombaire; on y plaça des ventouses, des vésicatoires, des cautères, mais sans résultat utile. C'est alors que M. le docteur Casalis lui conseilla d'aller prendre les bains de boue de Saint-Amand, où il arriva le 13 août 1864, présentant l'état suivant : marche pénible qui ne s'effectue qu'à l'aide de deux cannes, et ne peut être prolongée à plus de 50 mètres; sensibilité très-obtuse des extrémités inférieures; pieds constamment froids; violente contracture des parois abdominales; fonctions régulières de la vessie; constipation; défécation insensible.

M. *** prend trente-deux bains de boue qui amènent une amélioration très-prononcée : la marche, quoique toujours aidée de deux cannes, est plus facile, plus régulière, et peut se continuer beaucoup plus longtemps; la sensibilité est revenue partout à son état normal; la défécation se fait sentir; les contractures des muscles des parois de l'abdomen sont rares et beaucoup moins fortes, et les pieds ont repris leur chaleur. C'est dans cet état que M. *** quitte l'établissement pour aller reprendre ses occupations habituelles à Paris.

Quelque grave qu'ait été la paralysie chez la plupart des sujets de nos observations, nous ne pensons pas que, chez aucun, elle ait été produite par le ramollissement partiel de la moelle épinière ou du cerveau, aucun fait d'anatomie pathologique ne démontrant que la pulpe nerveuse désagrégée puisse rentrer dans son état normal, ce qu'admettent cependant quelques auteurs ; aussi rapportons-nous à cette lésion anatomique la plupart des cas où la maladie résiste à nos moyens de traitement.

FIN.

TABLE DES MATIÈRES.

	Pages.
Propriétés physiques et chimiques des boues de Saint-Amand.....	5
Leur mode d'emploi....................................	8
Leurs effets......	9
Salubrité remarquable des Thermes de Saint-Amand,............	11
Considérations sur le traitement des paralysies...............	14
Ire Observation.—Paralysie sans causes appréciables.........	16
IIe — Paralysie sans causes appréciables.........	18
IIIe — Paralysie sans causes appréciables.........	22
IVe — Paralysie sans causes appréciables.........	24
Ve — Paralysie avec symptômes d'ataxie locomotrice............................	26
VIe — Paralysie avec symptômes d'ataxie locomotrice............................	30
VIIe — Paralysie par l'effet du froid.............	33
VIIIe — Paralysie par l'effet du froid.............	38
IXe — Paralysie par l'effet du froid.............	39
Xe — Paralysie par l'effet du froid.............	41
XIe — Paralysie causée par le rhumatisme.......	42
XIIe — Paralysie causée par le rhumatisme.......	43
XIIIe — Paralysie par cause morale.............	45
XIVe — Paralysie par cause morale.........	47
XVe — Paralysie par cause morale.............	50
XVIe — Paralysie par cause morale.............	52
XVIIe — Paralysie par cause traumatique...... ..	54
XVIIIe — Paralysie par cause traumatique.........	56
XIXe — Paralysie suite d'inflammation intestinale..	60
XXe — Paralysie suite de suppression de transpiration..........	61

www.ingramcontent.com/pod-product-compliance
Ingram Content Group UK Ltd.
Pitfield, Milton Keynes, MK11 3LW, UK
UKHW031944260826
14628UKWH00004B/1842

9 782019 655884